DES GLOBULAIRES

AU POINT DE VUE

BOTANIQUE ET MÉDICAL

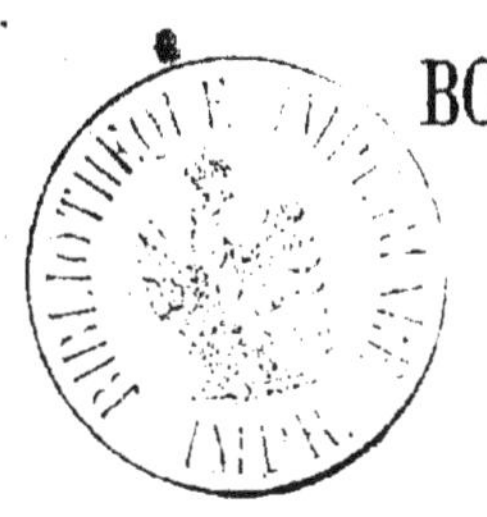

PAR

GUSTAVE PLANCHON

DOCTEUR EN MÉDECINE

LAURÉAT DE LA FACULTÉ DE MÉDECINE DE MONTPELLIER
(Prix de 1re année 1854, de 2e année 1855 et de 3e année 1856.)

MONTPELLIER
TYPOGRAPHIE DE BOEHM, PLACE DE L'OBSERVATOIRE
Éditeur du MONTPELLIER MÉDICAL.

1859

A MON PÈRE, A MA MÈRE.

A MON FRÈRE ET A MA BELLE-SŒUR.

Reconnaissance et dévouement.

G. PLANCHON.

A M. le Professeur DUPRÉ

ET

A M. le Professeur BENOIT.

Témoignage de vive gratitude pour la bienveillance avec laquelle ils ont encouragé mes recherches, en les appuyant de leur précieux concours.

G. PLANCHON.

Les Globulaires intéressent à la fois le botaniste par la question encore controversée de leurs affinités naturelles, et le médecin par les propriétés de quelques-unes de leurs espèces. Le travail que je soumets à la bienveillante appréciation de mes Juges, embrasse ces deux points de vue. Il se divise naturellement en deux parties : la première s'occupe de l'histoire du groupe en général et de la discussion de ses affinités, la seconde est plus spécialement consacrée à l'étude botanique et médicale du *Globularia Alypum*.

Mes recherches sur la première partie m'ont conduit à une conclusion déjà formulée par M. Lindley, dans son *Vegetable Kingdom*. Mais comme les vues du botaniste anglais ne sont appuyées d'aucune preuve, qu'on en a d'ailleurs contesté la légitimité, j'ai cru devoir insister spécialement sur les raisons qui me portent à les admettre.

La seconde partie du travail appelle l'attention des praticiens sur un médicament déjà signalé à plusieurs reprises pour l'excellence de ses effets, mais qui est tombé dans un oubli regrettable. Les ouvrages de matière médicale résument les expériences de M. Loiseleur-Deslongchamps sur la *Globulaire Turbith*, mais les formulaires qui représentent le plus fidèlement l'état de la pratique n'en font aucune mention. C'est une lacune qu'il serait désirable de voir combler, et je m'estimerais heureux si ce nouvel Essai pouvait contribuer à ce résultat.

DES

GLOBULAIRES

AU POINT DE VUE

BOTANIQUE ET MÉDICAL

PREMIÈRE PARTIE

Histoire du genre GLOBULARIA et de ses affinités.

Les botanistes du XVIe siècle connaissaient déjà presque toutes les espèces de Globulaire, mais ils les désignaient sous les noms les plus divers : *Bellis*, *Thymelœa*, *Scabiosa*, *Alypum*, *Empetron*, *Hippoglossum*. Tournefort[1], le premier, simplifia cette nomenclature vague et compliquée, et, saisissant les rapports communs de ces espèces éparses, les réunit toutes sous le

[1] Tournefort; *Inst. rei. herb.*, 3e édit., 1719, pag. 466.

titre de *Globularia*. Linné[1], en séparant de ce genre une Protéacée[2], que Tournefort y avait introduite, le circonscrivit dans ses limites naturelles. Plus tard Lamarck[3] crut voir dans les *Globularia* deux types génériques que Fischer[4] proposa de distinguer; mais les caractères différentiels de ces types n'étaient ni assez précis, ni surtout assez constants pour légitimer leur séparation. C'est ce que montra clairement M. Cambessèdes, dans son excellente Monographie des Globulaires[5], où il admit le genre tel que l'avait défini Linné. Depuis lors, M. Alph. De Candolle a fait d'une des espèces (*Gl. incanescens*) le type d'un genre *Carradoria*, admis par M. Lindley dans son *Vegetable Kingdom*[6].

Les Globulaires (*Carradoria* et *Globularia*) forment pour la grande majorité des auteurs une famille distincte, établie dans ses vraies limites par De Candolle. M. Cambessèdes, dans sa Monographie, plus récemment M. Alph. De Candolle dans le *Prodromus*[7], ont étudié avec soin les espèces de cette famille; nous

1 Linné; *Spec. plant.*

2 Le *Globularia africana frutescens*, *Thymelææ folio lanuginoso*, de Tournefort.

3 *Dict. enc. Bot.*, tom. II, pag. 733.

4 *Cat. hort. Gorenk*, 1812, pag. 19.

5 Cambessèdes; *Annal. des sc. nat.*, 1826, tom. IX, pag. 18.

6 Lindley; *Veget. kingd.*, 3e édit., 1853, pag. 666.

7 DC.; *Prodr.*, XII, pag. 609.

n'avons donc pas à revenir sur ce sujet, mais nous aborderons une question particulière, encore controversée : celle des affinités du groupe.

Les Globulaires sont des herbes vivaces ou des sous-arbrisseaux à feuilles persistantes, habitant les régions chaudes et tempérées de l'Europe, et particulièrement le bassin de la Méditerranée. Les espèces herbacées ont des feuilles radicales, pétiolées, plus longues que les caulinaires. Les feuilles sont entières, rarement dentées, en général obovées ou spathulées, alternes, sans stipules. Les fleurs sont groupées en capitules plus souvent terminaux, quelquefois axillaires. Le calice est à cinq divisions à peu près égales, rarement disposées en deux lèvres. La corolle est bleue, tubuleuse, à limbe généralement bilabié : la lèvre supérieure petite, tantôt à deux lobes, tantôt entière, d'autres fois nulle ; la lèvre inférieure plus développée, généralement trilobée. Les étamines sont au nombre de quatre (par avortement constant de la supérieure), presque égales, insérées au sommet du tube de la corolle, alternes avec ses divisions : les anthères sont elliptiques-réniformes à loges confluentes, s'ouvrant par une fente unique longitudinale. (M. Alph. De Candolle a signalé chez la plupart des espèces un nectaire hypogyne, très-petit, réduit parfois à une glande antérieure.) L'ovaire uniloculaire contient un seul ovule pendant du sommet de la loge et anatrope. Le style est filiforme, le stigmate quelquefois simple, plus souvent émarginébilobé. Le fruit est un caryopse ovoïde, enveloppé par le calice persistant, et contenant une seule graine renversée. L'embryon est droit, placé dans l'axe d'un endosperme charnu; la radicule est supérieure, aussi longue que les cotylédons, qui sont épais et plans convexes.

Linné indique le premier les vrais rapports de ce groupe, en le plaçant à côté des *Hebenstreitia* et *Scabiosa;* mais il est moins bien inspiré quand il réunit ces trois genres aux *Protea, Brunia* et bien d'autres, dans son ordre hétérogène des *Aggregatæ.*

A.-L. de Jussieu a des idées moins arrêtées que Linné sur les affinités des Globulaires. Il les place[1] à la suite de ses Lysimachiées comme *genus affine*, tout en signalant les différences essentielles des deux types. Il pense qu'elles doivent former un ordre distinct de tous ceux des Monopétales hypogynes, et se borne à signaler leur ressemblance extérieure avec les *Statice* et leur rapport, selon lui plus réel, quoique éloigné, avec les Protéacées.

Lamarck[2] proposa le premier la famille des Globulariées, mais il la forma des éléments les plus disparates, en y comprenant les genres *Protea, Brabeium, Banksia, Brunia, Stilbe* et *Globularia*. De Candolle[3]

[1] A.-L. de Jussieu; *Gen. plant.*, pag. 97

[2] *Dict. ency. Bot.*, tom. II, pag. 730.

[3] DC.; *Flor. franç.*, tom. III, pag. 428.

réduisit cette famille au seul genre *Globularia*. Il la plaça d'abord, comme A.-L. de Jussieu, à la suite des Primulacées, tout en signalant la difficulté de les rapprocher d'aucune famille connue.

Plus tard[1], il modifia ses premières vues ; il montra les différences qui séparent les Globulaires des Dipsacées (tube du calice complètement libre — corolle hypogyne — anthères uniloculaires — absence d'involucelles, — feuilles alternes), et insista sur leurs affinités étroites avec les Sélaginées, dont elles ne diffèrent que par l'ovaire à une seule loge, l'inflorescence, l'habitus; différences, observe-t-il, que l'on peut rencontrer dans les plantes d'un même ordre naturel.

En s'élevant contre le rapprochement des Globulaires et des Dipsacées, De Candolle combattait une idée déjà émise par M. Aug. de Saint-Hilaire, dans son mémoire sur le placenta central, et soutenue avec talent par M. Cambessèdes, dans sa *Monographie des Globulaires*. M. de Saint-Hilaire avait déjà observé que dans certaines Dipsacées, l'ovaire est libre de toute adhérence avec le calice. M. Cambessèdes et Ad. de Jussieu firent des observations dans le même sens, et ils crurent devoir en conclure que, dans ce groupe, la soudure de l'ovaire avec le calice n'est « qu'un accident produit par le développement plus ou moins grand des parties de la fructification[2]. » Cette

[1] DC.; *In prodr.*, IV, pag. 634, annot. 1.

[2] Cambessèdes; *loc. cit.*, pag. 21.

conclusion détruisait l'une des objections les plus sérieuses au rapprochement des Globulaires et des Dipsacées. D'autre part, l'objection fondée sur l'existence d'un double calice dans les fleurs de ce dernier ordre n'ayant pas d'importance, puisque le prétendu calice extérieur n'est autre chose qu'un involucre qui peut quelquefois contenir plusieurs fleurs, on était autorisé, d'après M. Cambessèdes, à rapprocher les Globulaires des Dipsacées plus que d'aucune autre famille.

M. Cambessèdes ne méconnaît pas du reste les rapports intimes des Globulaires avec les Sélaginées ; mais le caractère du nombre des loges de l'ovaire et celui de l'inflorescence, lui paraissent suffisants pour éloigner les deux groupes l'un de l'autre.

Nous avons particulièrement insisté sur ces deux derniers rapprochements, parce que c'est vers eux que tendront dorénavant les opinions de presque tous les auteurs. Endlicher[1], dans son *Genera plantarum*, place les Globulaires entre les Stilbinées et les Sélaginées, tout en indiquant leurs rapports avec les Dipsacées ; Ad. de Jussieu[2] les rapproche des Sélaginées et des Myoporinées; M. Ad. Brongniart[3] les fait entrer dans sa classe des Sélaginoïdées ; M. Alph. De Candolle rappelle l'opinion de son père qu'il adopte

[1] Endlicher ; *Gen. plant.*, pag. 640.

[2] Adr. de Jussieu ; *Dict. d'hist. nat.* d'Orbigny, tom. XIV, pag 424.

[3] *Enum. des genr. de plant. cult. au Muséum*, etc., 1843, pag. 118.

entièrement; enfin, M. Fries[1] et M. Lindley[2] vont plus loin encore, ils font des Globulaires et des Sélaginées une seule et même famille.

D'autre part, le professeur Agardh, dans un livre[3] plein d'idées parfois trop hardies, mais toujours originales et dignes de grande considération, revient sur les rapports des Globulaires avec les Dipsacées. Aux raisons qu'on a déjà données pour rapprocher les deux familles, il en ajoute une autre tirée de la structure de l'ovule. Il montre que dans les deux types le raphé se trouve sur le côté de l'ovule qui est opposé au placenta, le micropyle étant juste au-dessous du point d'attache du funicule. Dans les Sélaginées, la disposition est tout inverse. Il en conclut que leur affinité pour les Globulaires est plus apparente que réelle. Enfin, il signale des rapports, selon lui très-étroits, entre le groupe qui nous occupe et les Plantaginées.

Nous bornons aux quelques données précédentes un exposé historique qui aurait pu prêter à des dévelop-

[1] Nous ne citons Fries comme ayant réuni les Globulaires aux Sélaginées que d'après Agardh (*Theoria systematis plantarum*, 1858. Lund, pag. 332), en laissant à cet auteur toute la responsabilité de son assertion. Nous n'avons trouvé dans le *Corpus florarum provinciarum Sueciæ* aucun passage qui la légitime. Dans une seule phrase incidente, Fries réunit les Globulaires aux *Stilbe*; mais nous ne pensons pas qu'il ait considéré les *Stilbe* comme des Sélaginées.

[2] Lindley; *loc. cit.*, pag. 666.

[3] Agardh; *Theor. syst. plant. Lund.*, 1858, pag. 332.

pements plus étendus, mais sans grand profit pour la solution du problème. Nous tenions surtout à constater les tendances des auteurs à rapprocher les Globulaires, les uns des Sélaginées, les autres des Dipsacées. Ces rapprochements sont tous les deux légitimes, mais à des degrés différents.

Les rapports des Globulaires avec les Dipsacées ne sauraient être niés ; ils ressortent clairement de l'analogie de structure du fruit, de l'inflorescence, etc., etc. Néanmoins les deux familles doivent rester dans des groupes distincts. Tandis que les Globulaires appartiennent aux Monopétales hypogynes, les Dipsacées, tant par leurs caractères floraux que par ceux de végétation, ont leur place marquée à côté des Valérianées, dans ce groupe naturel des Monopétales périgynes, qui se rattache par les Caprifoliacées aux *Contortæ*, et par les Dipsacées aux Composées et aux Campanulinées.

Quant à l'affinité des Globulaires et des Sélaginées, elle nous paraît tellement intime que nous n'hésitons pas à adopter l'opinion de M. Lindley, et à fondre les deux familles en une seule. Les raisons qui nous portent à cette détermination reposent surtout sur un examen attentif du genre *Gymnandra*, qui relie étroitement les deux types, et ne peut être éloigné ni de l'un ni de l'autre.

Disons un mot de ce genre singulier[1]. Steller et

[1] J'aurais vivement désiré me procurer un échantillon complet d'une espèce de *Gymnandra*. Malheureusement le genre est fort

Pallas en signalèrent les premières espèces dans les régions glacées de la Sibérie et de l'Amérique boréale. Depuis, d'autres voyageurs en ont rencontré de nou-

mal représenté dans la plupart des herbiers, et j'ai dû me contenter de quelques fragments de *Gymnandra kunawurensis*, que M. Decaisne a eu la bonté de m'envoyer. J'ai pu cependant, au moyen de ces fragments, d'une description détaillée du *G. Stelleri* (Cham. et Schlecht.) faite par mon frère sur un échantillon de l'herbier de sir Will. Hooker, enfin de la figure donnée par Pallas (*Itin.*, *edit. gall.*, de Lapeyronie, 1793, tom. IV, tab. 1) de son *G. borealis*, me faire une idée suffisante du genre et de ses affinités. Je transcris ici la description du *G. Stelleri*, faite par mon frère :

(Specimen in America arctica a beato Chamisso lectum.) — Flores dense spicati. Bractea ad basim floris singuli ovata, ampla, sessilis, basi obtusa, membranacea, venoso-trinervia, in æstivatione calycem semi-involvens et paulo infra illius insertionem rachi affixa. Calyx spathaceus, antice fere ad basim imam fissus, superne sub anthesi hians, apice obsolete trilobus, lobo intermedio minore nunc obsoleto, enervio, lateralibus nervo unico respondentibus. Substantia calycis membranaceo-flaccida, illam perianthii *Rumicum* sat referens. Corolla gamopetala, tubuloso-bilabiata, tubo cylindraceo curvulo, fauce nuda, vix dilatata, limbo tripartito, lacinia postica porrecta, cæteris paulo majore, in alabastro apice leviter retusa, 4-nervia, nervis 2 externis margini admotis, laciniis lateralibus horizontaliter patentibus vel incurvo-deflexis 3-nerviis. Stamina duo inter laciniam posticam et laterales corollæ inserta, filamentis brevibus complanatis margini fauci continuis et quasi lobulum corollæ proprium mentientibus, nervo et tubo corollæ in eos excurente notatis; antheris supra basim alte emarginatam dorso affixis, loculis 2 superne in unam confluentibus, rima antica forma litteræ grecæ Λ dehiscentes, explanatæ, triangulari reniformis, siccitate violaceæ. Discus semi-patelliformis, ovarii basim antice cingens. Ovarium biloculare, glabrum, loculis sub apice uniovulatis. Ovula velles sur les montagnes de l'Asie centrale, de l'Inde et de l'Arménie. Les affinités réelles de ces plantes furent d'abord méconnues : on les plaça dans le groupe des Scrophularinées, à côté des Véroniques. M. Bentham[1], le premier, les en retira pour les rapprocher avec doute des Sélaginées. M. Alph. De Candolle a confirmé l'idée de M. Bentham, et a marqué leur place définitive à côté des *Hebenstreitia* et des genres voisins, dont elles présentent tous les caractères essentiels.

C'est aux Sélaginées ainsi définies que nous proposons, avec M. Lindley, de réunir les Globulaires, pour faire des deux groupes un seul et même ordre naturel.

Nous avons déjà signalé les raisons qui légitiment ce rapprochement ; discutons la valeur des objections qu'on peut lui faire:

1° Quand les Sélaginées étaient toutes contenues dans les limites d'une région spéciale, celle du Cap de

pendula, anatropa. Stylus filiformis, exsertus, incurvus. Stigma parvum, capitato-disciforme. Nux calyce, bractea corollæque dorso fissæ reliquiis emarcidis stipata, stylo persistente basi flexuoso superata, cylindraceo-oblonga, grano *Avenæ sativæ* paulo crassior, lateribus breviter bisulca, 2-locularis, loculo antico latiore fertili, postico sterili, rarius antico sterili, postico fertili. Pericarpium subspongiosum, chartaceo-crustaceum. Semen unicum ex apice summo loculi pendulum, ejusdem cavitate paulo minor. Funiculus subnullus. Integumentum albumini adhærens. Albumen carnosum. Embryonis linearis axilis longiusculi radicula supera conico-cylindracea, cotyledonibus semiteretibus facie sibi applicatis brevior. Planta exsiccatione nigrescens. Color florum lividus. Odor virosus.

[1] Bentham; *In DC. Prodr.*, X, pag. 586.

Bonne-Espérance, on ne pouvait songer à leur réunir les Globulaires, qui appartiennent à une flore toute différente. Mais depuis que leur groupe s'est enrichi d'espèces asiatiques, on n'a plus les mêmes raisons pour en séparer des plantes qui ont d'ailleurs avec elles tant de caractères communs.

2o Les Globulaires diffèrent singulièrement par leur *habitus* des Sélaginées, à feuilles presque toujours linéaires, sans rosettes radicales développées. Ici encore les *Gymnandra* servent d'intermédiaire entre les deux groupes. Intimement liés à l'un par les détails de structure de la fleur et du fruit, ils se rattachent à l'autre par leur apparence extérieure. Leurs feuilles radicales, entières ou simplement dentées, pétiolées, plus longues que les caulinaires, leur hampe dressée, à inflorescence terminale, rappellent le type de nos Globulaires herbacées. On peut juger de cette ressemblance en comparant le *Globularia nudicaulis* à la figure du *Gymnandra borealis* de Pallas.

3o L'objection tirée du nombre différent des loges de l'ovaire, chez les Globulaires et les Sélaginées, ne nous paraît pas sérieuse. Les caractères fondés sur le nombre des organes sont loin d'avoir une valeur absolue, surtout chez des plantes dont les diverses pièces florales présentent une tendance marquée à l'avortement. Or, beaucoup de Sélaginées ont très-souvent une des loges de leur fruit complètement stérile; l'avortement est presque constant chez les Gymnandra;

2

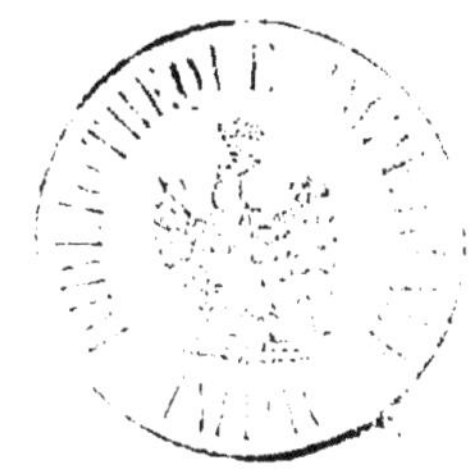

qu'y a-t-il d'étonnant à ce qu'il se produise normalement chez les Globulaires? D'ailleurs, les deux divisions du stigmate témoignent de l'existence virtuelle de deux feuilles carpellaires chez les plantes de ce genre.

4° M. Alph. De Candolle[1] signale entre les deux groupes des différences d'un autre ordre. Tandis que, dans les Globulaires, les parties extérieures de la fleur, c'est-à-dire les parties opposées à l'axe, se développent plus que les autres, dans les Sélaginées ce sont les parties intérieures qui prennent surtout de l'accroissement. Mais ce développement de certaines pièces de la fleur n'altère en rien la symétrie, qui reste absolument la même dans les deux cas. D'ailleurs, des différences analogues se rencontrent dans les familles les plus naturelles. Dans les Labiées par exemple, n'est-ce pas tantôt la lèvre supérieure, tantôt l'inférieure, qui prend le plus d'extension; et n'observe-t-on pas les mêmes variations dans la longueur relative des étamines? Remarquons enfin que, dans les Sélaginées, l'avortement d'une des loges de l'ovaire porte indifféremment sur l'antérieure et sur la postérieure.

5° Quant aux différences de structure de l'ovule des Sélaginées et de celui des Globulaires, nous pensons que M. Agardh en a exagéré l'importance. La position du raphé, sur laquelle il insiste particulièrement, peut, dans des cas douteux, fournir des indications précieuses

[1] DC.; *In prodr.*, XII, pag. 610.

sur la véritable direction de l'ovule; mais elle n'a plus qu'une valeur très-secondaire, quand cette direction est parfaitement déterminée, comme dans les types que nous étudions.

Aucune des objections que nous venons de discuter ne nous paraît assez sérieuse pour empêcher la réunion en une seule famille des Globulaires et des Sélaginées. Nous acceptons donc le groupe dans les limites que M. Lindley a assignées. Nous le désignerons, comme ce botaniste, sous le titre de *Selaginaceæ*.

Ainsi définies, les Sélaginacées composent un de ces ordres dits par enchaînement, dont A.-L. de Jussieu nous a donné le modèle dans sa famille des Renonculacées. Nous y distinguons trois types particuliers, dont les deux extrêmes sont intimement reliés entre eux par l'intermédiaire du troisième. De chacun de ces types nous formerons une tribu : subdivisant ainsi les *Selaginaceæ* en 1° *Globularieæ* ; 2° *Gymnandreæ* ; 3° *Selagineæ*.

Voici les caractères généraux de la famille avec la diagnose des tribus.

SELAGINACEÆ. *Lindl.*

(*In Veget. Kingd.*, pag. 666.)

Selagineæ *Juss. in Ann. Mus.* 7. *p.* 71, adjectis Gymnandra *Pallas, Itin.* (*Ed. gall. de la Peyronie*) IV, *p.* 681, et Globularieis DC. *in Fl. fr.* III, *p.* 427.

Calyx spathaceus, vel tubulosus, persistens. Corolla hypogyna, tubulosa, limbo uni-bilabiato, 4-5-fido, rarius antice fisso. Stamina 4 (superiore deficiente) didynama, vel subæqualia, aut 2, corollæ summo tubo inserta : antheræ uniloculares, rima unica dehiscentes; nectarium hypogynum, minimum aut ad glandulam anticam vel posticam reductum, aut nullum. Ovarium 1-2 loculare. Ovula solitaria, pendula, anatropa. Achænia 2, solubilia vel cohærentia, altero sæpe abortivo, aut caryopsis una. Semen solitare pendulum. Embryo, in axi albuminis carnosi, orthotropus, radicula supera. Herbæ vel suffrutices, foliis alternis, rarius suboppositis.

Trib. I. Globularieæ.

Globularieæ DC. *Fl. fr.* III, 427, Bartling. *Ord. nat.* 127, *excl. Stilbineis.* Cambessèdes, *Ann. sc. nat.*, IX, 18. Endl. *Gen. plant.*, *p.* 639. Globulariaceæ *Lindl. introd., ed.* 2, *p.* 268.

Calyx tubulosus, 5-fidus. Corolla bilabiata, labio postico minore, rarius nullo. Ovarium uniloculare. Caryopsis 1.

Herbæ perennes, foliis radicalibus, integris, sæpissime obovatis, petiolatis, vel suffrutices foliis persistentibus, in calidis et temperatis Europæ terris, mediterraneisque Asiæ et Africæ littoribus crescentes. Flores in capitulos terminales, rarius axillares, congesti.

Trib. II. Gymnandreæ.

Scrophularinarum genus *Pall. loc. cit. et plur. auct.* Selagineæ anomalæ, *Choisy in DC. Prodr.* XII *p.* 24, *suadente Bentham in DC. Prodr.* 586.

Calyx spathaceus, adpressus, antice fissus. Corolla bilabiata, 4-5 fida. Stamina 2. Ovarium biloculare. Achænia duo, facile solubilia, altero sæpissime abortivo.

Herbæ, foliis radicalibus, petiolatis, longis, in borealis Americæ, Siberiæ, Indiæ, Armeniæque terris indigenæ. Flores in bractearum axilla sessiles, in scaporum apice spicati.

Trib. III. Selagineæ.

Selagineæ *Juss.* (*loc. cit.*) *Endlich Gen. plant.* — Selaginaceæ *Lindl. Introd. ed.* 2, *p.* 279. — *Choisy in DC. Prodr.* XII, *p.* 1. excluso genere Gymnandra.

Calyx spathaceus vel tubulosus. Corolla 1-2 labiata, labio antico minore vel deficiente. Stamina 4, didynama, rarius 2. Ovarium biloculare. — Achænia 2, solubilia vel rarius cohærentia, altero sæpissime abortivo.

Herbæ vel suffrutices, capenses, ramosi, foliis sæpissime linearibus, alternis vel suboppositis. Flores bracteati, spicati, corymbosi, vel paniculati.

Les Sélaginacées appartiennent au groupe des *Nuculiferæ* d'Endlicher. Leur place naturelle est auprès des Stilbinées, des Myoporinées et des Verbénacées.

Les Myoporinées ont avec elles des rapports évidents par leur ovule pendant à radicule supérieure, par leur endosperme charnu, par leurs anthères uniloculaires. Rapprochées de la tribu des Sélaginées par leur ovaire à deux loges, elles rappellent les Globulariées par le développement des parties antérieures de la fleur.

D'ailleurs, par les caractères de leur fruit et par leur habitus, elles se lient intimement aux Verbénacées ; elles rattachent aux Sélaginacées cette famille qui, par plusieurs caractères, tels que la direction de l'ovule, l'absence à peu près complète d'albumen, les anthères biloculaires, semblerait s'en éloigner.

Les Stilbinées ne diffèrent des Sélaginacées que par la direction de leur ovule ; leur habitus, leur ovaire biloculaire, les rapprochent beaucoup plus des Sélaginées que des Globulariées.

Les Sélaginacées ont en outre des rapports avec diverses familles placées en dehors de leur groupe naturel. Nous avons déjà signalé leur point de contact avec les Dipsacées et par là avec les Composées, Valérianées, Caprifoliacées, etc.; d'autre part, elles tendent vers le groupe des Campanulinées par l'intermédiaire des *Brunonia*. Les plantes singulières de ce dernier genre, dont la place naturelle est évidemment tout à côté des Goodeniacées, rappellent en effet les Globulaires par leur habitus, leur inflorescence, leur ovaire libre, uniloculaire. Cependant plusieurs caractères séparent très-nettement les deux types, et s'opposent à ce qu'on établisse entre eux un rapprochement aussi intime qu'entre les Globulaires et les Dipsacées.

M. Ad. Brongniart[1] a placé, avec doute, les Jasminées dans sa classe des Sélaginoïdées. L'on ne peut nier en effet que par le nombre restreint de leurs étamines, par la structure de leur ovule et de leur fruit, ces plantes ne se rapprochent du type général des Nuculifères. Quant à préciser la famille particulière de ce groupe, auprès de laquelle elles trouveraient leur place naturelle, la chose nous paraît difficile. Serait-ce auprès des Sélaginacées, des Myoporinées ou des Verbénacées? En tout cas on peut affirmer qu'elles établissent le passage des *Nuculiferæ* aux *Contortæ* d'Endlicher.

M. Agardh a cru voir des rapports étroits entre les Globulaires et les Plantaginées. Il s'est fondé, pour les

[1] *Loc. cit.*

établir, sur la considération des enveloppes florales, dont il a donné une interprétation fort ingénieuse[1], mais trop subtile. Nous doutons beaucoup de la légitimité de ce rapprochement; dans tous les cas, nous en chercherions les raisons dans une tout autre direction que M. Agardh. Les caractères de l'ovule et du fruit des *Littorella* et de certaines formes de *Plantago*, rappellent ceux des *Globularia*; mais c'est une ressemblance trop éloignée pour que nous y insistions davantage.

Nous ne parlerons pas non plus des rapprochements qu'on a voulu faire entre les Globulaires et les Plumbaginées. Cette dernière famille doit très-probablement être séparée de la classe des Monopétales, pour être transportée dans les Polypétales, à côté des Tamariscinées et des Frankeniacées. C'est l'idée que mon frère se fait de leurs affinités, et qu'il se réserve de développer dans une prochaine occasion.

Nous résumons dans le tableau placé ci-dessous les relations des Sélaginacées avec diverses familles. Nous n'y introduisons, bien entendu, que les types dont les affinités nous paraissent évidentes.

Dipsacées		Myoporinées.
	Globulariées, Gymnandrées, Selaginées,	... Verbénacées.
Brunoniacées..		Stilbinées.

[1] *Loc. cit.*

SECONDE PARTIE

Le *Globularia Alypum* est, sans contredit, la plante la plus remarquable du groupe que nous venons d'étudier. La beauté de ses fleurs, l'idée singulière qu'on s'est longtemps faite de ses propriétés, le nom de ***Frutex terribilis*** que lui ont donné bien des auteurs, enfin les incontestables services qu'elle peut rendre à la médecine, expliquent suffisamment l'intérêt qu'elle nous inspire.

Avant d'entrer dans l'étude particulière de ses propriétés médicales, nous dirons un mot de ses caractères extérieurs, de sa distribution géographique, des noms variés sous lesquels on la désigne.

CHAPITRE PREMIER.

HISTOIRE BOTANIQUE DU GLOBULARIA ALYPUM.

Globularia Alypum *L. Sp. pl., p. 139.—Sibth et Smith Fl. græc. Prodr. I, p. 78.—Desf. Fl. Atl. I, p. 117.—Gouan. Fl. Monsp. p. 71.—DC. Fl. Fr. III, p.* 428. *Reichenb. Fl. Germ. exc.* 2. *p.* 364, *n°* 2481. *Cambessèdes. Monog. Glob. in Ann. Sc. nat. IX. p.* 26. — *Bertol. Fl. Ital. II, p.* 4. — *Gren. et God. Fl. fr. II, p.* 754.

Hippoglossum Valentinum. *Clus. rar. stirp. Hisp. Hist., p.* 179.

Alypum montis Ceti Narbonensium; herba terribilis vulgo. *Pena et Lob. Adv., p.* 158.

Empetron phacoides. *Dalech. Hist. gen. plant. p.* 1671.

Thymelæa foliis acutis capitulo Succisæ, sive Alypum Monspeliensium. *C. Bauh. Pin., p.* 462. — *Magnol, Bot. Monsp. p.* 253.

Alypum Monspeliensium, sive frutex terribilis. *J. Bauh. I.*, 598. *Nissole, Hist. Acad. roy. sc.* (1712), *p.* 337, *Pl.* 18.

Globularia fruticosa, Myrti folio, tridentato. *Tourn. Inst.* (3e *éd.*), *p.* 467. *Garidel, Plant. de Prov.*, 210.

Arbrisseau à feuilles persistantes, formant des buissons de un à deux pieds de hauteur. Racine sèche et rameuse. Souche épaisse, courte, tortueuse, se confondant en arrière avec la racine, émettant en avant plusieurs tiges ascendantes, dressées, feuillées dans toute leur longueur, couvertes sur le vieux bois d'une écorce inégale d'un brun cendré. Rameaux nombreux, les plus jeunes à écorce rougeâtre, parcourus de lignes saillantes, longitudinales. Feuilles alternes sur les jeunes rameaux, fasciculées sur les tiges, brièvement pétiolées, obovées-spathulées ou presque lancéolées, entières ou tridentées, mucronulées au sommet, coriaces, glabres, présentant sur les deux faces une multitude de points blanchâtres. Capitules denses, globuleux-déprimés, solitaires à l'extrémité des rameaux, quelquefois axillaires ; involucre composé de bractées ovales oblongues, mucronulées au sommet, scarieuses, ciliées sur les bords, disposées sur plusieurs rangs ; réceptacle hémisphérique, à poils courts, muni de paléoles linéaires lancéolées, subulées, longuement poilues sur la partie supérieure de leur face dorsale, ciliées sur les bords, caduques. Fleurs placées chacune à l'aisselle d'une des paléoles. Calice tubuleux légèrement recourbé, profondément quinquefide, à divisions linéaires-acuminées, presque égales, garnies sur leur face externe de longs poils blanchâtres. Corolles d'un bleu clair, bilabiées, à lèvres très-inégales ; la supérieure petite, bilobée, parfois entière, d'autres fois nulle ; l'inférieure très-longue, à trois lobes égaux, obtus. Étamines quatre, presque égales, attachées au sommet du tube de la corolle, à filets infléchis dans le bouton, se développant et devenant exsertes après l'anthèse ; anthères elliptiques-réniformes, fixées par le dos, à loges confluentes, s'ouvrant par une fente unique longitudinale, prenant immédiatement après l'anthèse une couleur bleu-foncé. Pollen à grains elliptiques lorsqu'ils sont secs, lisses, parcourus de trois sillons longitudinaux, devenant presque sphériques lorsqu'on les mouille. Ovaire oblong, glabre ; style géniculé à la base, recourbé, filiforme. Stigmate émarginé, bilobé. (Les autres caractères comme ceux du groupe.)

Dans le midi de la France, la plante est déjà en pleine fleur au mois de janvier; nous la trouvons d'ordinaire en fruit au commencement d'avril.

Elle habite les régions sèches et arides du bassin de la Méditerranée. On l'a signalée sur les côtes orientales de l'Espagne, en France de Nice aux Pyrénées, sur toute la longueur de l'Italie, en Grèce, en Orient jusqu'en Perse, dans l'Arabie Pétrée, sur toutes les côtes septentrionales de l'Afrique, dans presque toutes les îles de la Méditerranée et jusque dans celle de Madère.

Dans nos pays, elle semble se plaire dans les terrains dolomitiques, aux Capouladous sur les bords de l'Hérault, à Saint-Jean-de-Buèges, sur la montagne de Cette, où les botanistes du XVIe siècle et Magnol la recueillaient en abondance, mais d'où elle disparaît par l'extension successive des cultures. On la rencontre cependant en dehors de ces terrains magnésiens, à la Chartreuse de Valbonne (arrondissement d'Uzès) et près du pont de Saint-Jean-de-Fos (route de Saint-Guilhem-le-Désert).

Le nom de *Globulaire Turbith*, sous lequel la plante

est désignée dans les ouvrages, rappelle les propriétés drastiques qu'on lui attribuait autrefois ; l'épithète de Turbith s'appliquait alors à tout phlegmagogue violent[1]. Actuarius l'appelait *Turbith blanc ;* ce nom lui est resté jusqu'à ce jour.

En Provence et aux environs de Nimes, les paysans la nomment *lenga de passeroun*, d'après Gouan *lenga passerina*[2]. On peut rapprocher cette dénomination de celle d'un genre de Thymélée (*Passerina*), dont elle rappelle l'apparence extérieure.

La Globulaire est le *Sena falsa*[3] des Italiens, le *Pichot séné* des Languedociens du siècle dernier[4]. Ces qualifications semblent confirmer l'assertion de Bertoloni, qui prétend qu'on mélange au séné d'Alexandrie les feuilles brisées du *Globularia Alypum.* Nous ne pouvons guère, du reste, nous expliquer que par un usage analogue, la présence dans les herboristeries du Midi et de Nimes en particulier, de quantités considérables de feuilles de Globulaire. Elles y sont connues sous le nom d'une légumineuse réputée purgative et souvent mêlée au séné, le *faux séné* ou *baguenaudier* ; et cette identité de dénomination pour deux plantes essentiellement différentes par leurs caractères

1 Voyez Pena et Lob.; *Advers.*, 158.
2 Gouan; *Mat. médic.*, pag. 58.
3 Bertoloni; *Fl. ital.*, 2, pag. 4.
4 Gouan, *Fl. Monsp.*, pag. 71.

botaniques ne peut s'expliquer que par l'identité de leurs usages [1].

Les feuilles, telles qu'on les trouve dans la droguerie, sont facilement reconnaissables ; leur forme spatbulée-obovée ou presque lancéolée, leur bord entier ou tridenté au sommet, leur petit *mucro* terminal, leurs dimensions (1c,50 à 2 de long, sur 0c,50 à 0,75 de large), leur couleur vert-jaune, leurs petits points blanchâtres appréciables à la loupe, leur saveur amère, ne permettent pas de les confondre avec les feuilles d'aucune autre plante.

Occupons-nous maintenant de l'étude de leurs propriétés.

CHAPITRE II.

IDÉES DES AUTEURS SUR LA GLOBULAIRE.

Les anciens connaissaient-ils les propriétés de la Globulaire, et nous ont-ils transmis quelques renseignements sur son usage ?

Consultons à cet égard les auteurs du XVIe siècle, commentateurs de Dioscoride. Presque tous, sauf quelques esprits moins aventureux, veulent retrouver notre plante dans la *Matière médicale* du médecin grec ; mais

[1] Nous avons cherché à savoir ce que deviennent les feuilles de Globulaire que nous avons vues dans les magasins de Nimes : on n'a jamais fait à nos questions que des réponses évasives.

dans un sujet aussi obscur leurs opinions sont nécessairement fort diverses. Trois d'entre elles méritent surtout d'attirer notre attention.

Clusius[1] rapporte, sans la partager, l'opinion de certains professeurs de Valence, qui croyaient reconnaître la Globulaire dans l'*Hippoglossum* de Dioscoride; mais leur idée ne repose sur aucune base certaine, et il suffit pour la repousser de lire la description de l'*Hippoglossum* : « *Hippoglossum frutex est folia habens rusci tenuis figura, et spinosam comam, et in summo ceu linguas e foliis exeuntes*[2]. »

D'un autre côté, Dalechamps[3], dans son *Histoire générale des plantes*, donne pour synonyme à l'*Empetron* ou *Phacoides* des anciens, l'*Herba terribilis* de la montagne de Cette. Une pareille opinion doit paraître au moins fort hasardée, si l'on réfléchit au peu d'indications que Dioscoride nous a transmises sur son *Empetron*. Il ne dit pas un mot des caractères extérieurs de la plante, et se borne à signaler ses propriétés amères et purgatives, et sa station tantôt sur le bord de la mer, tantôt sur les montagnes. On avouera que de tels renseignements sont bien insuffisants pour permettre l'identification de deux espèces, et que si, par certaines de ses propriétés, la Globulaire paraît se rapprocher de

1 *Car. Clusii rar. aliq. stirp. per Hispan. obs. hist.*, 1576, pag. 179.
2 P.-A. Matthioli; *Comm.*, 1583; *Venetiis*, pag. 355.
3 *Hist. gener. plant. Dal.*, Lugd., 1516, pag. 1671.

l'*Empetron* des Grecs, bien d'autres plantes peuvent être dans le même cas. D'ailleurs, rien dans son apparence extérieure ne semble justifier le nom de ***Phacoides*** (φακός, lentille) sous lequel Dioscoride désignait aussi l'*Empetron*, pas plus que celui de ***Prasoides*** (πράσον, poireau) que lui donnait Galien[1].

Une opinion plus répandue que les précédentes, consacrée par le nom que porte encore la Globulaire, est celle qui en fait l'*Alypum* des anciens. Les auteurs de la Renaissance sont loin de s'entendre sur la synonymie de cet *Alypum*.

Les uns y voient, avec Mesué[2], une ombellifère du groupe des Thapsies ou des Férules; d'autres, avec Actuarius, le Turbith blanc[3]; plusieurs auteurs enfin, pensant que les Arabes appelaient Turbith tout phlegmagogue violent, font rentrer l'*Alypum* dans cette catégorie[4]. Matthiole figure sous le nom d'*Alypum*, une plante qui lui a été envoyée de Pise, et qui, autant qu'on peut en juger par sa représentation fort infidèle, est notre Globulaire Turbith. — Lobel et Pena décrivent la Globulaire avec beaucoup plus de soin, et en don-

1 On ne comprend guère comment la même plante peut être désignée par Dioscoride sous le nom de *phacoides*, par Galien sous celui de *prasoides*. Il faut bien admettre avec Matthiole, ou que l'un des deux s'est trompé, ou que le nom qu'ils ont donné à la plante nous est parvenu altéré.

2 Pena et Lobel; *Advers. nov*, pag. 158.

3 Matth.; *loc. cit.*, pag. 616.

4 Pena et Lobel.; *loc. cit.*, page 158.

nent une figure exacte à l'article : « *Alypum montis Ceti Narbonensium. Herba terribilis vulgo*, » de leur *Adversaria.*

Des différences bien tranchées distinguent cependant notre plante de l'*Alypum* de Dioscoride. Pour ne citer que la plus saillante, l'*Alypum* a une racine gorgée d'un suc âcre[1], la Globulaire une racine sèche et ligneuse. Les propriétés les séparent aussi nettement: l'une est un purgatif doux, nous le verrons plus tard; l'autre agit comme drastique. *Verum interanea leviter exulcerat.*

Des discussions précédentes il résulte que ni l'*Hippoglossum*, ni l'*Empetron*, ni l'*Alypum* de Dioscoride ne peuvent répondre à notre Globulaire. Nous ne devons donc attendre de l'étude des anciens aucun renseignement précis sur l'action de ce médicament. Pour avoir quelque notion positive, il nous faut arriver aux auteurs de la Renaissance.

Matthiole connaît à peine la plante, il ne peut donc parler de ses propriétés que fort vaguement. Lobel et Pena sont plus explicites: ils la connaissent surtout par la mauvaise réputation qu'on lui avait faite dans le Midi, où le peuple l'appelait *Herbe terrible.* Aussi ne la signalent-ils que pour s'élever de toutes

[1] Ce caractère semblerait indiquer une espèce d'Euphorbe. M. Lindley (*Vegetable Kingdom.*) émet cette assertion; Merat et de Lens sont aussi de cet avis (*Dict. univ. de mat. medic.*).

leurs forces contre son emploi, et dans leur style énergique ils n'épargnent pas l'invective à ceux qui ont l'audace de la prescrire[1].

On se demande comment une plante, en réalité aussi innocente, a pu inspirer des craintes aussi exagérées, et l'on ne peut guère se rendre compte du fait, qu'en songeant à son identification avec l'*Alypum* de Dioscoride, médicament bien évidemment drastique.

Quoi qu'il en soit, la plante resta suspecte. Le surnom effrayant de *Frutex* ou *Herba terribilis*, semblait témoigner de ses propriétés dangereuses et dut empêcher pendant longtemps de la soumettre à des expériences positives. Dalechamps, les Bauhin, lui conservèrent ce nom. A la fin de XVIIe siècle, Magnol, sur la foi des auteurs, la regardait comme un drastique violent[2]; en 1712, Nissole, auteur d'un mémoire sur la Globulaire[3], exprimait une opinion analogue, et presque de nos jours (1805), De Candolle, dans la troisième édition de sa *Flore française*[4], n'était pas revenu de cette idée.

Cependant, depuis longtemps déjà des expériences

[1] Vocat istam herbam terribilem vulgus Narbonensium, ubi impostores valetudinis cauponatores impii, atque tribades mulierculæ terribiles, ut vocant, illic moliuntur purgationes, istius terribilis fruticuli foliis, floribus et semine. Pena et Lob.; *loc. cit.*, 158.

[2] *Bot. Monsp.*, pag. 253.

[3] *Hist. de l'Acad. royal. des sc.*, 1712, pag. 337. Pl. 18.

[4] DC.; *Fl. fr.*, III, pag. 428.

avaient été faites, susceptibles de jeter un jour tout nouveau sur cette question. Parallèlement aux auteurs qui avaient cru de confiance à une tradition vague et trompeuse, s'étaient trouvés des observateurs qui, voyant par eux-mêmes, étaient arrivés à des idées plus vraies.

Déjà au XVIe siècle, Clusius[1] rapporte que les charlatans (*medici circumforanei*) de la Bétique, employaient la Globulaire contre le mal vénérien avec grand succès, disaient-ils. Plus tard (1715), Garidel[2] citait l'exemple de paysans provençaux qui avaient pris un gros de Globulaire en décoction sans en être incommodés, et les observations d'un médecin de ses amis, M. Pitton, qui l'avait vu prendre à une dose un peu plus forte sans qu'elle produisît aucune superpurgation. Après avoir rappelé le passage de Clusius auquel nous avons fait allusion, il ajoutait : « Cet auteur célèbre ne parle » d'aucune superpurgation, ce qui me donne lieu de » croire que ce n'est que la trop grande dose qui pro» duisait les trop grands effets que Lobel et Pena lui » attribuent : ce que l'on doit aussi attendre de presque » tous les purgatifs donnés à une dose immodérée. » Peut-être qu'en nous rendant ce remède un peu plus » familier, nous reconnaîtrons dans la suite qu'il n'est » rien moins que ce qu'on a cru jusqu'à présent. *Idcirco*

[1] *Loc. cit.*, pag. 180.

[2] Garidel; *Hist. des plant. de Provence*, 1715, pag. 210.

» *usus illius ad experientiæ incudem revocari debet.* »

Le vœu de Garidel fut rempli : la Globulaire fut soumise à des expériences sérieuses, et les plus heureux résultats confirmèrent les prévisions du botaniste de Provence. Ce fut le docteur Ramel qui l'employa le premier, soit dans sa pratique civile, soit dans les hôpitaux. Il a consigné le résultat de ses observations dans un mémoire sur l'*Alypum*, publié dans le Journal de médecine, chirurgie et pharmacie (année 1784, pag. 374 et suiv.).

Dans ce mémoire, Ramel cherche à établir non-seulement la vertu purgative du médicament, mais encore ses propriétés fébrifuges. La Globulaire est un amer, et à ce titre elle doit avoir des vertus toniques, qui peuvent être utilisées dans le traitement des fièvres intermittentes. Son action purgative lui donne du reste un avantage sur les autres amers. « Dans ces maladies, dit l'auteur, l'on observe constamment dans les premières voies une turgescence d'humeurs putrides et délétères. Il est absolument nécessaire d'enlever cette saburre, de remédier à cette cacochylie. Les émétiques et les purgatifs doivent donc être employés dans le commencement de ces fièvres ; » et l'auteur conclut à l'usage de la Globulaire pour remplir cette indication. Nous reviendrons plus tard sur cette opinion, pour la discuter.

Comme purgatif, Ramel employe la Globulaire dans tous les cas où « les saburres obstruent le tube digestif, » dans certaines diarrhées « produites par la cacochylie des premières voies » et « le relâchement du canal intestinal sans irritation des viscères abdominaux, dans plusieurs espèces d'hydropisies produites par le relâchement et l'atonie des solides et par une diathèse séreuse des humeurs [1]. »

Dans ces divers cas, l'action de la Globulaire est des plus innocentes. « Ce remède est devenu si fort à la mode, ajoute Ramel, que les personnes même les plus délicates ne se purgent plus qu'avec l'Alypum. Je connais moi-même des personnes dont le genre nerveux est très-mobile et très-irritable, et dont les solides sont doués de beaucoup de rigidité, qui se purgent quelquefois avec cette feuille, sans en être le plus légèrement incommodées. »

Les observations du docteur Ramel, malgré les promesses qu'elles donnaient, ne furent point continuées par les médecins même de la Provence; elles tombèrent à peu près dans l'oubli. Murray les signale, il est vrai, dans ses *Apparatus medicaminum* [2]; mais ce qui prouve combien elles étaient peu connues des médecins, c'est que peu de temps après, à Aix en Provence, dans les lieux mêmes où les expériences de Ramel avaient été faites, la plante était exploitée comme remède secret par un chirurgien du pays [3].

[1] Ramel; *loc. cit.*, pag. .

[2] Murray; *Apparat. medic.*, 1792, tom. VI, pag. 19.

[3] Gouan; *Mat. medic.*, pag. 58.

Aussi, lorsque, cherchant dans les plantes indigènes des succédanés aux purgatifs exotiques, M. Loiseleur-Deslongchamps mit la main sur la Globulaire, il ignorait complètement les recherches dont elle avait déjà été l'objet.

Si les observations de Ramel avaient pu laisser des doutes sur l'excellence de la Globulaire comme purgatif doux, celles que Loiseleur-Deslongchamps a consignées dans un mémoire [1], fait avec le plus grand soin, étaient bien propres à porter la conviction dans les esprits.

Après s'être assuré, dans ses premiers essais, de l'innocuité du médicament, il a successivement pu en élever les doses jusqu'à donner une once de feuilles sèches en décoction. Les tableaux qu'il a joints à son mémoire, et qui résument ses nombreuses observations, permettent de constater que la Globulaire est un purgatif doux, qu'elle peut être employée dans les mêmes cas que le Séné, qu'elle a sur ce médicamont des avantages marqués ; son goût est moins désagréable, elle ne produit aucune nausée, presque jamais de coliques. (Voir le tableau n° III du Mémoire de Loiseleur-Deslongchamps, contenant le résultat des ses observations comparatives sur les effets de la Globulaire Turbith et du Séné.)

[1] *Rech. et observ. sur les propr. purgatives de plusieurs plantes indigènes*, par Loisel.-Desl., (*Biblioth. médic.*, tom. XLVIII, 1815.)

Les résultats obtenus par M. Loiseleur-Deslongchamps sont consignés dans divers ouvrages de matière médicale : Barbier, Trousseau et Pidoux, Mérat et de Lens, etc., etc. Quelques médecins ont même vérifié ses observations et s'en sont fort bien trouvés.

Néanmoins, le médicament n'est pas entré dans la pratique. Dans le Midi surtout, je ne sache pas qu'il ait été prescrit par les médecins depuis les expériences de Ramel. C'est cependant dans nos régions qu'il devrait surtout être répandu. La plante s'y rencontre dans bon nombre de localités ; il serait par conséquent facile de se la procurer sans beaucoup de frais pour la clientèle de la ville, et bien des médecins de campagne l'auraient tout à fait sous la main.

A quelle cause attribuer l'oubli que nous signalons? Serait-ce à l'absence de la plante dans les localités où l'employait M. Deslongchamps, ou à quelque vice inhérent au médicament lui-même? Telle est la question que je me suis posée, et pour la résoudre j'ai pris le parti de faire une série d'expériences sur la matière, et d'en observer le résultat en toute impartialité. J'ai commencé par m'assurer de l'innocuité absolue du médicament ; et, sur ce point, les observations de M. Loiseleur-Deslongchamps m'ont paru si concluantes, que je n'ai pas hésité à prendre moi-même une décoction de 30 grammes de feuilles de Globulaire sèches. N'ayant éprouvé aucun accident qui pût rationnellement être attribué à son emploi, j'ai prié M.

le professeur Dupré de vouloir bien faire quelques expériences dans son service de l'hôpital Saint-Éloi. M. Dupré s'est prêté à mon désir avec une extrême obligeance ; plus tard, M. le professeur Benoît a bien voulu faire de son côté dans son service spécial des expériences dans le même sens. J'ai pu ainsi m'assurer de l'excellence de la Globulaire comme purgatif doux, et de ses avantages sur le Séné dans le plus grand nombre des cas.

Le chapitre suivant sera consacré à démontrer cette affirmation.

CHAPITRE III.

DES PROPRIÉTÉS DE LA GLOBULAIRE.

La Globulaire a été employée dans nos expériences sous diverses formes : en décoction, en extrait, en poudre.

§ 1er.

De la décoction.

La décoction de Globulaire se prépare en jetant dans l'eau bouillante la quantité voulue de feuilles (30 gram. de feuilles pour un verre d'eau environ) et laissant bouillir pendant dix à douze minutes. Au bout de ce temps, la décoction a pris une couleur jaune-brunâtre. On retire du feu, on passe et on édulcore, soit avec du sucre, soit avec du miel. (Le miel, étant laxatif par lui-même, n'a jamais été employé dans nos expériences, destinées à vérifier l'effet purgatif du médicament; mais il serait préférable au sucre dans les cas ordinaires.) Les personnes délicates peuvent suivre le conseil de Ramel, et ajouter une ou deux tranches de citron à la décoction.

Le goût de la décoction est assez amer, mais c'est un amer franc, très-peu persistant, nullement nauséeux, qui n'a rebuté aucun de nos malades.

Les quantités de feuilles données en décoction par M. Loiseleur-Deslongchamps variaient depuis deux gros jusqu'à une once. Nous nous sommes si bien trouvé de cette dernière dose, que nous avons cru devoir l'adopter définitivement.

Il serait trop long et d'ailleurs complétement inutile de donner ici, dans tous leurs détails, les observations que nous avons recueillies. Il nous suffira d'en citer quelques-unes des plus remarquables. Nous donnerons les résultats des autres sous forme de tableau.

OBSERVATION I.

Lienhardt (Jean), hussard, né à Vasselay (Bas-Rhin), 29 ans.

Le malade est entré à l'hôpital avec la fièvre scarlatine. L'éruption s'est faite régulièrement.

Le 18 janvier (7e jour de la maladie), la desquamation commence; pas de dérangement du côté des voies digestives.

On prescrit 32 grammes de feuilles de Globulaire en décoction ; bouillon d'herbes dans la journée; potion calmante le soir.

Le malade prend la décoction à 10 heures du matin sans répugnance. A midi, première selle presque normale. Dans le courant de l'après-midi et jusques à 10 heures du soir, trois autres selles liquides, abondantes.

J'ai vu moi-même le malade à 2 heures de l'après-midi : il m'a assuré n'être nullement fatigué par la décoction, et n'avoir ressenti aucune colique.

Le 19 au matin, le malade a une autre selle à demiliquide ; pas plus de fatigue que la veille; l'appétit est revenu.

Depuis lors, le malade va chaque jour régulièrement à la selle.

OBSERVATION II.

Chapaut, caporal au 2e du génie, 27 ans.

Le malade est atteint d'angine catarrhale.

Le 1er février (7e jour de la maladie), un peu d'amélioration dans son état.

Pas d'appétit, mais pas de dérangement du côté du tube digestif.

On prescrit : décoction de 32 gram. de feuilles de Globulaire.

Bouillon d'herbes dans la journée ; potion calmante le soir.

Il prend la décoction à 9 heures du matin.

A 11 heures, première selle à demi-liquide.

Dans le courant de l'après-midi jusque vers quatre heures, trois autres selles liquides et abondantes.

Il n'a ressenti ni coliques ni malaise d'aucune espèce.

Le lendemain il a une selle normale, et de même les jours suivants.

Le malade, s'étant exposé imprudemment au froid, est repris de son angine.

Le 16 février on lui prescrit de nouveau la Globulaire.

Il prend la décoction à une heure de l'après-midi.

Première selle à deux heures.

Puis, jusqu'au soir dix heures, environ trois selles liquides.

Pas de coliques, pas de malaise; dès le lendemain il va régulièrement à la selle.

Nous posons ces deux observations comme type : on verra par le tableau placé à la fin du chapitre qu'elles donnent en effet une idée fort exacte de l'action du médicament. Elles nous permettent de constater les faits suivants :

1° Les malades ont pris la décoction sans répugnance; ils n'ont eu ni vomissements ni nausées apres l'avoir prise.

2° L'action de la décoction a été assez prompte : elle s'est manifestée, dans la plupart des cas, deux heures après son administration.

Cette action s'est continuée en général pendant longtemps ; la plupart des malades ont été sous son influence pendant presque toute la journée.

3° Le nombre ordinaire des selles a été de quatre en moyenne. Les selles ont, dans tous les cas, été liquides dès la deuxième (la première selle étant quelquefois presque normale.)

4° Les malades n'ont ressenti aucune colique ; la décoction les a purgés très-doucement, sans aucun malaise.

5° Enfin, dès le lendemain ils ont été régulièrement à la selle.

J'insiste particulièrement sur ce dernier point. On connaît l'action ordinaire des purgatifs : ils épuisent pour ainsi dire l'intestin, le dessèchent au point de produire ultérieurement une constipation parfois très-opiniâtre. Tous les praticiens ont observé à cet égard l'action de l'eau de Sedlitz et des purgatifs salins. Les purgatifs fournis par le règne végétal présentent, il est vrai, cet inconvénient à un bien moindre degré ; mais aucun d'eux n'a une action aussi innocente que la Globulaire. Nous avons observé avec soin cette action sur tous nos malades, et nous avons pu constater que dans tous les cas les selles ont repris leur cours normal, immédiatement après la cessation de l'effet purgatif. Notre première observation est surtout remarquable à ce point de vue : on y observe un passage si bien ménagé des selles produites par l'action purgative aux selles ordinaires, qu'il serait difficile de dire où finissent les unes et où commencent les autres. De même, les malades des observations 17, 19, 21 de notre Tableau, ont eu une selle ordinaire sept ou huit heures après les selles liquides produites par le purgatif, et à partir de ce moment les fonctions de l'intestin ont repris leur marche régulière.

6° A côté de l'action purgative de la Globulaire, nous avons dû étudier son influence sur les autres fonctions de l'économie. Nous n'avons rien observé de particulier du côté du système nerveux (pas de malaise, pas de céphalalgie, pas de contraction ou de dilatation de la pupille) ; rien du côté des sécrétions (sueurs, urines). Nous avons cru un moment à un ralentissement sensible de la circulation, mais nous nous sommes facilement assuré que ce phénomène était complètement indépendant de l'action du remède, et tenait simplement à une idiosyncrasie de quelques malades.

La Globulaire est, avons-nous dit, un purgatif amer. On conçoit dès-lors que, loin de produire du côté de l'estomac ce malaise qu'amènent bien des purgatifs, elle soit, au contraire, un excitant des fonctions de cet organe. Aussi la plupart de nos malades ont-ils repris immédiatement de l'appétit : plusieurs même, encore sous l'influence du remède, ont témoigné le désir de prendre des aliments. Du reste, cette qualité du médicament a été constatée, non-seulement par nos malades, mais aussi par plusieurs personnes, curieuses d'éprouver sur elles-mêmes l'action de la Globulaire, et qui, pendant qu'elles étaient sous son influence, ont conservé le meilleur appétit.

Nous venons de résumer les phénomènes ordinaires produits par la Globulaire prise en décoction; il nous reste à citer deux ou trois observations s'éloignant quelque peu de celles que nous avons données comme type.

OBSERVATION III.

Joachim (François), né à Beaumont (Sarthe), âgé de 39 ans, tailleur de pierres.

A la suite d'une chute sur le dos, ce sujet a été atteint de paralysie. On constate trois points douloureux sur le trajet de la colonne vertébrale, un dans chacune des régions cervicale, dorsale et lombaire.

Sous l'influence du traitement suivi à l'hôpital, la paralysie a notablement diminué; les mouvements reviennent peu à peu; cependant il existe encore de la gêne dans la locomotion. Le malade a une constipation opiniâtre.

Le 1er février, on prescrit :

32 grammes Globulaire en décoction.

Bouillon d'herbes dans la journée ; potion calmante le soir.

Il prend la décoction à 9 heures du matin. Il accuse des coliques assez violentes dans l'après-midi. A 5 heures du soir, il a une première selle abondante, puis trois autres selles liquides dans la première moitié de la nuit.

Depuis lors, il va régulièrement à la selle, pendant les deux ou trois jours qu'il passe encore à l'hôpital.

Deux faits ressortent de cette observation : l'existence de coliques, un retard considérable dans l'action purgative. Tous les deux s'expliquent très-naturellement par l'état particulier du malade. La paralysie a dû nécessairement amener ce ralentissement dans l'action de la Globulaire, et la constipation opiniâtre existant depuis plusieurs jours, produire les coliques que nous avons constatées. Du reste, c'est le seul cas dans lequel nous ayons noté des douleurs analogues.

L'observation suivante est intéressante à un autre point de vue.

OBSERVATION IV.

Poupinet (Charles-Victor), sergent-major au 2e régiment du génie, né à Saint-Lô (Manche), âgé de 32 ans.

Ce sujet est atteint de douleurs rhumatismales. Rien de particulier du côté du tube digestif.

Le 5 février, il prend la dose ordinaire de Globulaire en décoction.

Il n'a dans la journée qu'une selle non liquide, qu'on ne peut attribuer à l'action de la Globulaire.

Le 7 février, il prend la potion ordinaire d'huile de ricin :

Huile de ricin.........	10 gr.
Huile d'amandes douces.	10
Sirop de limon........	15

Pas de selles dans la journée.

Le lendemain, 8, il prend une potion composée avec :

Eau............	100 gram.
Séné............	16
Rhubarbe........	3
Jalap concassé.....	1,25
Sulfate de soude...	32
Manne...........	40

Passez et ajoutez :

Sirop de chicorée..	32 gram.

Le malade a eu quatre selles dans la journée, mais très-peu abondantes. Depuis lors il va régulièrement à la selle.

Dans ce cas, nous avons eu affaire, on le voit, à une idiosyncrasie toute particulière. Si le malade n'a pas été purgé par la Globulaire, ce n'a pas été la faute du médicament. L'huile de ricin n'a pas produit plus d'effet, et il a fallu le concours des purgatifs les plus variés pour aboutir à un résultat d'une intensité fort ordinaire. Du reste, ce n'était pas la première fois qu'un tel phénomène se produisait chez le sujet. Il avait déjà observé dans plusieurs circonstances qu'il n'était purgé que très-difficilement, tandis que les vomitifs agissaient sur lui avec la plus grande facilité.

Ce malade est le seul chez lequel l'effet purgatif ait totalement manqué. Tous les autres ont eu au moins deux selles, comme on peut le voir par notre Tableau. Chez l'un d'eux le nombre des selles a été bien autrement considérable; on peut en juger par les détails de son observation.

OBSERVATION V.

Daumas (Pierre), né à Pézenas, âgé de 45 ans, imprimeur.

Ce malade éprouve depuis quatre mois des bourdonnements, des tintements d'oreille; il entend parfois difficilement. Du reste, rien de particulier du côté des voies digestives.

Le 14 janvier, il prend la dose ordinaire de Globulaire en décoction, à 9 heures du matin.

A 11 heures, première selle à demi-liquide ; puis dix selles liquides abondantes, jusque vers 11 heures du soir.

Pas de coliques, pas de malaise.

Le lendemain selle normale. Les jours suivants pas de constipation.

Du reste, les tintements d'oreille ont disparu ; le malade entend mieux et cet état d'amélioration persiste pendant toute la durée de son séjour à l'hôpital (environ trois semaines).

Nous avons donné cette observation pour la rapprocher du passage suivant de la *Matière médicale* de M. Barbier. « Ce purgatif indigène (la Globulaire) sera très-convenable quand on voudra vider seulement le canal intestinal, et évacuer les matières qu'il contient; l'impression que la décoction de Globulaire exerce sur les intestins, suffira pour amener ce résultat. Mais quand le médecin aura l'intention d'irriter les voies alimentaires, d'établir une fluxion passagère sur la membrane muqueuse intestinale, de déplacer, en un mot, une irritation par une autre qui devienne révulsive, alors la Globulaire Turbith ne conviendra plus ; le séné, le jalap, la gomme-gutte, la coloquinte, mériteront la préférence. »

Il serait absurde de nier absolument cette dernière conclusion. Les drastiques exercent toujours, sans nul doute, un effet révulsif bien autrement énergique que les purgatifs doux. Nous sommes loin de le contester; mais nous ne saurions non plus admettre dans tous ses termes l'assertion de M. Barbier. Vouloir que la décoction de Globulaire serve seulement à vider le tube intestinal et à évacuer les matières qu'il contient, n'est-ce pas restreindre par trop son utilité. Les cas très-variés dans lesquels nous l'avons employée avec succès, le nombre de selles qu'elle a produites, leur nature liquide, témoignent d'une action plus énergique, et la dernière observation que nous venons de donner nous permet de conclure que, malgré ses propriétés peu irritantes, elle peut exercer une certaine action révulsive.

Nous terminons ce chapitre par le Tableau des observations recueillies pendant environ un mois à l'hôpital Saint-Éloi. La décoction de Globulaire a été prescrite à bien d'autres malades, mais nous avons cru inutile d'inscrire leur observation sur ce tableau, déjà bien suffisamment étendu.

Observons, en finissant, que quelques-uns de nos malades, par exemple ceux des nos 19 et 20 du Tableau, ont pris la décoction de feuilles fraîches, et que l'effet purgatif n'a pas notablement différé de celui qu'ont produit les feuilles sèches.

(Voir le *Tableau* à la fin.)

§ 2.

De l'extrait de Globulaire.

C'est l'extrait aqueux, soit sec, soit mou, que nous avons employé dans nos expériences. L'extrait sec est d'un brun noirâtre, à cassure brillante, rappelant l'aloès par son aspect. L'extrait mou a la couleur et l'apparence du raisiné. Tous les deux sont d'ailleurs amers comme la décoction et doivent, à cause de cette amertume, être administrés en pilules.

150 grammes de feuilles sèches ont donné 60 gram. d'extrait sec, soit 40 0/0. Cette proportion indiquait qu'une assez forte dose d'extrait serait nécessaire pour produire un effet purgatif quelconque : c'est ce que l'expérience a confirmé. Les doses prescrites ont été d'abord très-faibles, 30, 50, 75 centigrammes. Elles ont été ensuite élevées jusqu'à 2 ou 3 grammes, sans qu'aucun effet purgatif se soit manifesté ; enfin, 10 grammes d'extrait ont été administrés à quatre ou cinq malades. Les effets ont varié. Chez l'un d'eux, qui avait pris de l'extrait sec, il y a eu quatre selles assez abondantes : les autres avaient tous pris de l'extrait mou ; deux ont eu trois selles dans la journée, un troisième n'a eu qu'une selle normale, le quatrième n'a ressenti aucun effet.

Ces expériences nous montrent le peu de confiance que nous devons avoir dans l'action de l'extrait. D'un autre côté, à cause de son amertume, qui répugnerait au malade, on ne peut guère songer à l'administrer autrement qu'en pilules, et l'on conçoit que cette administration devienne difficile, quand la dose s'élève jusqu'à 10 grammes. Nous avons donc jugé inutile de continuer à prescrire la Globulaire sous cette forme. La décoction présente des avantages tels, qu'elle devra toujours être préférée. Ajoutons que, sur cinq malades qui ont pris de l'extrait, deux ont éprouvé des coliques assez fortes. L'observation suivante prouvera, du reste, l'infériorité de l'extrait par rapport à la décoction.

OBSERVATION VI.

H..., atteint de syphilis.

Le 1er février, le malade étant constipé, on lui ordonne 75 centigr. d'extrait de Globulaire en quatre pilules.

Pas d'effet purgatif.

Le 4 février, 2 grammes d'extrait en pilules.

Pas d'action.

Le 6 février, il prend à 6 heures du matin 10 gram. d'extrait. Bouillon d'herbes dans la journée.

Coliques assez fortes du côté du bas-ventre.

A 9 heures, première selle peu abondante, solide.

A 11 heures, deuxième selle plus abondante et liquide.

A 3 heures, troisième selle peu abondante.

Du reste, pas de malaise autre que les coliques.

Le malade va pendant quelques jours régulièrement à la selle, puis la constipation revient.

Le 12 février, il prend la décoction à la dose ordinaire, à 6 heures du matin.

A 7 heures, première selle presque normale.

A 8 heures, deuxième selle très abondante, liquide;

puis jusqu'à midi et demi deux autres selles abondantes.

Pas de malaise, pas de coliques.

Le soir même, à 7 heures, il a une selle à peu près normale.

Les jours suivants, il va régulièrement à la selle.

§ 3.

De la poudre de Globulaire.

La poudre de Globulaire a été, dans nos expériences, administrée sous forme de bols formés avec quantité suffisante d'extrait de gentiane.

L'observation suivante donnera une idée assez exacte des résultats de son action.

OBSERVATION VII.

C..., fusilier au 4e régiment de ligne, atteint de blennorrhagie.

Le 18 février, le malade étant constipé, on prescrit 1 gramme de poudre de Globulaire en quatre bols.

Les 19, 20, 21, le malade reprend les mêmes doses de poudre, sans qu'il se produise aucun effet purgatif.

Il va de temps en temps à la selle, mais les matières sont solides.

Le 22, on porte la dose à 4 grammes.

Le 23, même dose.

Pas d'action plus marquée.

Le 25, on lui donne 30 grammes de poudre de globulaire dans 100 grammes d'eau. Il prend cette poudre à cinq heures et demie du matin ; à sept heures, première selle, liquide, peu abondante ; puis, jusqu'au soir, trois autres selles liquides mais aussi peu abondantes.

Le malade dit avoir eu des nausées chaque fois qu'il a pris la poudre.

Les autres malades n'ont accusé rien de semblable. Beaucoup ont pris la poudre de Globulaire aux doses de 2, 3, 4 grammes. Nous n'avons jamais observé chez eux d'effet purgatif.

L'observation précédente prouve suffisamment que la poudre employée aux mêmes doses que les feuilles, n'a pas une action plus énergique. Elle n'a donc aucun avantage sur la simple décoction, elle a au contraire l'inconvénient d'être prise avec plus de répugnance par le malade, et celui de nécessiter une préparation qui augmente naturellement son prix de revient.

L'extrait et la poudre de Globulaire qui, comme purgatifs, ne pourront jamais lutter avec la décoction, rendront peut-être des services à un autre point de vue. M. Benoît a eu l'idée de les employer comme dépuratifs ; il les a prescrits à deux ou trois malades présentant des éruptions de diverse nature du côté de la peau, et il a pu observer quelque amélioration dans leur état. Cependant les expériences ne sont encore ni assez positives ni assez nombreuses, pour que nous puissions donner aucune conclusion à cet égard. Nous nous réservons d'observer avec soin cette action de la Globulaire, et d'en faire connaître les résultats quand ils seront devenus évidents.

Quant aux qualités fébrifuges que Ramel a attribuées à ce médicament, et sur lesquelles il a surtout insisté, nous n'y ajoutons pas grande confiance. La Globulaire est un amer, mais bien moins prononcé que la plupart de nos amers indigènes (petite centaurée, camomille, gentiane, etc.), et ne pouvant probablement pas lutter avec eux, à plus forte raison avec le fébrifuge spécifique, le quinquina.

D'ailleurs, ses propriétés purgatives ne permettent de la prescrire qu'à des doses assez faibles, et par suite peu énergiques. Il est vrai que là où nous voyons un inconvénient, Ramel trouve un avantage : celui d'évacuer les saburres, qui, au début des fièvres intermittentes, obstruent presque toujours le tube digestif. Ramel a raison quand il dit que les évacuants sont de mise au début de presque toutes les fièvres d'accès ; mais est-ce la Globulaire qu'il faut alors employer ? N'est-ce pas plutôt l'ipécacuanha ? Pour deux raisons, la réponse n'est pas douteuse. D'abord, les vomitifs sont plus souvent indiqués que les purgatifs ; puis, tandis que ces derniers tendent à exagérer les mouvements de concentration, l'ipécacuanha porte au contraire les mouvements vers la périphérie, et combat cet état de spasme qui constitue l'un des dangers les plus réels des accès de fièvre.

Dans l'exposé qui précède, notre plus grande préoccupation a été de rapporter fidèlement les phénomènes que nous avons observés. Nous avons pensé que le meilleur moyen d'attirer au médicament dont nous faisons l'histoire les suffrages des praticiens, était de donner presque sans commentaire les résultats des expériences consciencieuses auxquelles il a été soumis. L'examen impartial des faits nous amène aux conclusions suivantes :

1° La Globulaire peut être employée dans tous les cas où l'on veut obtenir un effet purgatif, sans irriter le tube intestinal.

2° Elle a sur le séné l'avantage de ne produire ni nausées ni coliques ; à dose double, elle a à peu près les mêmes effets que lui.

3° Par ses propriétés amères, elle se rapproche de cette classe de purgatifs qui, pris à doses peu élevées, exercent sur le tube digestif une action simplement tonique. Elle remplit les mêmes indications que la rhubarbe. Elle purge plus doucement et ne produit jamais cette constipation ultérieure, qui est l'un des inconvénients les plus fréquents du médicament exotique.

4° C'est enfin un médicament indigène qu'il sera facile d'obtenir à un prix peu élevé[1], et qui sera peu exposé aux chances de falsification.

Les expériences auxquelles la Globulaire a été soumise, sont décisives. M. Dupré et M. Benoît, qui ont pu en juger par eux-mêmes, ont continué à la prescrire presque chaque jour dans leur service de l'hôpital. M. Benoît a engagé l'un des pharmaciens de la ville à s'en procurer, et il se propose de l'employer pour sa clientèle ordinaire.

Nous espérons que ces résultats attireront l'attention des médecins, qui seront curieux de les vérifier par eux-mêmes. Ils verront alors dans la Globulaire, non pas simplement l'un de ces nombreux succédanés dont le principal mérite est d'être livré à bon compte, mais un médicament ayant une valeur intrinsèque, remplissant certaines indications aussi bien et mieux que les purgatifs les plus estimés, et joignant à ces avantages celui d'être un produit de notre pays.

[1] La Globulaire est cotée sur les prix-courants des herboristeries de Nimes 60 fr. les 100 kil. Les feuilles de séné coûtent de 2 fr. 50 à 3 fr. le kil.; elles doivent être mondées avec soin des feuilles du *Cynanchum Arguel*, et quelquefois de celles du *Coriaria myrtifolia*. — Les follicules manquent actuellement dans le commerce : ceux qu'on y rencontre sont de qualité inférieure et se paient de 5 à 6 fr. le kil. — Quant aux rhubarbes, leur prix varie de 16 à 18 fr. le kil., la poudre revient à 24 fr.

Presque toutes les espèces de *Globularia* possèdent probablement des propriétés analogues à celles du *Gl. Alypum*. M. Loiseleur-Deslongchamps avait déjà soumis à quelques expériences le *Gl. vulgaris* et était arrivé à des résultats satisfaisants. Depuis lors quelques médecins, entre autres M. Cazin [1], ont obtenu des résultats analogues. Nous n'avons pas encore pu nous procurer des feuilles de la plante pour étudier par nous-même leurs propriétés, mais c'est un sujet que nous ne perdons pas de vue et sur lequel nous nous proposons de revenir.

[1] *Traité de l'Empl. des plant. médic. indigènes.*

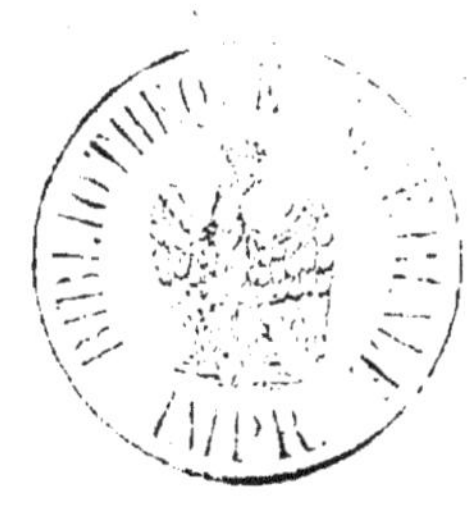

FIN.

TABLEAU DES OBSERVATIONS.

Nos.	NOMS, SEXE, PROFESSION, AGE.	GENRE DE MALADIE. — État antérieur.	DOSE.	TEMPS au bout duquel agit le purgatif.	DURÉE de L'ACTION.	NOMBRE de SELLES.	ÉTAT ULTÉRIEUR.	OBSERVATIONS.
1	DAUMAS (Pierre), imprimeur, 45 ans.	Lourdeur de tête, tintement d'oreilles.	32gr	2h	12h	11	Pas de constipation, une selle dès le lendemain.	Pas de coliques ; pas de répugnance à prendre le remède.
2	ADAM (Marguerite), journalière, 39 ans.	Engorgement de la rate.	—	3	4	4	*Id.*	*Id.*
3	LIENHARDT (Jean), hussard, 21 ans.	Fièvre scarlatine à son déclin.	—	2	8	4	*Id.*	*Id.*
4	GAGNIÈRE (Aimé), fusilier, 22 ans.	Angine catarrhale.	—	3	7	5	*Id.*	*Id.*
5	PLÈCHE (Pierre), fusilier, 22 ans.	Indigestion. (Gastralgie?)	—	2	—	4	*Id.*	*Id.*
6	CHAPAUD, caporal, 27 ans.	Angine catarrhale.	—	2	—	4	*Id.*	*Id.*
7	BERBILLE (Joseph), fusilier, 22 ans.	Othorrée catarrhale.	—	2	—	5	*Id.*	*Id.*
8	Malade du nº 6.	Angine catarrhale.	—	1	—	3	*Id.*	Il avait été purgé une première fois 16 jours avant; pas de fatigue.
9	DELMON (Jean), maréchal-ferrant, 40 ans.	Érysipèle.	—	—	—	3	*Id.*	*Id.*
10	CAUSSARGUES, fusilier, 22 ans.	Pleuro-pneumonie.	—	—	—	2	*Id.*	Pas de coliques ni de fatigue.
11	JOACHIM (François), tailleur de pierres, 39 ans.	Paralysie.	—	8	12	4	*Id.*	Ce malade était atteint de paralysie et constipé depuis longtemps; il a eu des coliques avant les selles.
12	POUPINET (Charles-Victor), sergent-major, 32 ans.	Rhumatisme.	—	0	—	—	*Id.*	
13	MOULET (Jean-Baptiste), fusilier, 22 ans.	Rhumatisme articulaire aigu.	—	3	7	2	*Id.*	Pas de coliques; pas de fatigue.
14	Même malade.	*id.*	—	4	—	3	Pas de constipation.	*Id.*
15	ROLLAND (Henri), fusilier, 22 ans.	Oreillon avec métastase sur le testicule.	—	3	—	1	*Id.*	*Id.*
16	B...., 2e du génie.	Syphilis, constipation.	—	1 1/2	5	4	Une selle non liquide le soir même.	*Id.*
17	J...., 2e du génie.	*Id.* Pas d'appétit.	—	1	5	4	Pas de constipation, appétit.	Douleurs vagues à la région ombilicale.
18	H....,	Syphilis, constipation.	—	1	6	4	Une selle non liquide le soir même.	Pas de coliques.
19	B...., 2e du génie.	*Id.*	— Feuilles fraîches.	1	6	4	Pas de constipation.	*Id.*
20	H...., garçon de café.	*Id.*	— Feuilles fraîches.	1 1/2	5	5	Une selle non liquide le soir.	*Id.*
21	P...., maçon, 30 ans.	*Id.*	— Feuilles sèches.	1 1/2	12	5	Pas de constipation.	*Id.*
22	A..., 33 ans.	*Id.*	—	3	10	5	*Id.*	*Id.*

www.ingramcontent.com/pod-product-compliance
Ingram Content Group UK Ltd.
Pitfield, Milton Keynes, MK11 3LW, UK
UKHW021002180726
13838UKWH00003B/1419